BEI GRIN MACHT SICH IHR WISSEN BEZAHLT

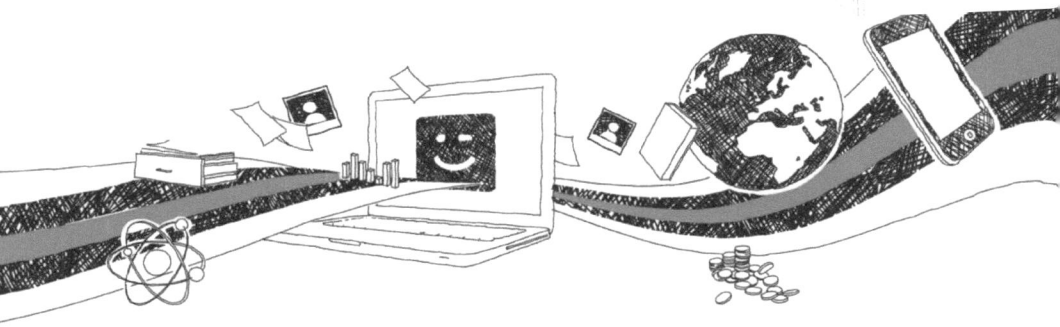

- Wir veröffentlichen Ihre Hausarbeit,
  Bachelor- und Masterarbeit

- Ihr eigenes eBook und Buch -
  weltweit in allen wichtigen Shops

- Verdienen Sie an jedem Verkauf

Jetzt bei www.GRIN.com hochladen
und kostenlos publizieren

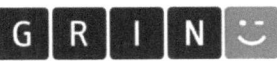

Betriebliches Gesundheitsmanagement. Erstellung einer Interventionsplanung

Johann Haase

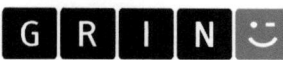

Bibliografische Information der Deutschen Nationalbibliothek:

Die Deutsche Nationalbibliothek verzeichnet diese Publikation in der Deutschen Nationalbibliografie; detaillierte bibliografische Daten sind im Internet über http://dnb.d-nb.de abrufbar.

ISBN: 9783346615930
Dieses Buch ist auch als E-Book erhältlich.

Das Buch bei GRIN: https://www.grin.com/document/1184288

Deutsche Hochschule für
Prävention und Gesundheitsmanagement
Hermann-Neuberger-Sportschule 3
66123 Saarbrücken

Hausarbeit

Name, Vorname	Haase, Johann
Studiengang	M.A. Prävention und Gesundheitsmanagement
Studienmodul	Betriebliches Gesundheitsmanagement 2
Datum Präsenzphase (siehe Ergebnisdokumentation)	23.08.2021-25.08.2021
Aufgabe	Prüfungsleistung Hausarbeit

Inhaltsverzeichnis

1 Zusammenfassung Analyse als Fazit

1. Zusammenfassung Analyse als Fazit

Unternehmensbeschreibung: Die der öffentlichen Verwaltungsbranche angehörige Stadtverwaltung Wuberberg befindet sich in der bayrischen Region Oberfranken und beschäftigt insgesamt 4928 Personen, die verteilt in der Kernverwaltung (3601 Mitarbeiter [3601 MA]) sowie in vier Eigenbetrieben (1327 MA) arbeiten. Gegliedert ist die Stadtbehörde in sechs Dezernate (D): D-Bürgermeister; D1-Inneres/Finanzen; D2-Schule/Bürger/Kultur; D3-Umwelt/Klimaschutz; D4-Wirtschaft/Stadtentwicklung/Mobilität; D5-Soziales. Einige von diesen weisen teilweise hohe BEM-Fälle, Krankenstände, aber auch überdurchschnittlich gesteigerte Altersstrukturen und Fachkräftemängel auf. Nicht nur die aufgeführten Aspekte sorgen für Probleme, sondern auch die Sanierung des derzeitigen maroden Hauptgebäudes, welche eine Verlegung der Beschäftigten in ein Ersatzquartier mit erheblich schlechteren Arbeitsbedingungen zur Folge hatte. Nach der Fertigstellung des Hauptsitzes soll die Verwaltung die Möglichkeit besitzen digital zu arbeiten, wobei dieser Entschluss bereits als kritisch angesehen wird, da MA Ängste und Sorgen bzgl. der Veränderung geäußert haben. Hinzukommt, dass die Aufgabenbereiche immer mehr zunehmen, so dass die psychischen Belastungen vermehrt stärker wahrgenommen werden.

Fazit Kennzahlen HR und Sicherheit: Die beiden Dezernate 1 und 2 sind die Abteilungen, welche laut den vorgegebenen Daten die größten Probleme aufweisen. Dies zeigt sich einerseits in der vergleichsweisen starken Überalterung (D1: Ø-51,3 Jahre; D2: Ø-48,4 Jahre) und andererseits in den überdurchschnittlich hohen Krankenständen (D1: 11,8%; D2: 14,1%) sowie den BEM-Fällen. Allgemein betrachtet liegt der gesamte Krankenstand im letzten Jahr bei 9,7%, im vorletzten Jahr bei 9,4%. Vergleicht man diese prozentualen Werte mit der Prozentzahl aus 2020 (Krankenstand gesamt: 4,3% [Statista Research Department, 2021]), so kann gesagt werden, dass die Behörde weit über dem Durchschnitt liegt und dieses Problem aktiv angehen muss. Eine Erhöhung der Zahlenwerte fand auch im Bereich der BEM-Fälle statt. Hier lag die Anzahl im vorletzten Jahr noch bei 341 Fällen, während sie im letzten Jahr um 24 Fälle auf 365 angestiegen ist. Eine ähnliche Steigung ist ebenfalls in der Anzahl der Unfälle und damit auch der 1000-Mann-Quote vorzufinden (vorletztes Jahr: 10,5; letztes Jahr: 13,7). Durch die Erhöhung der Quote liegt die Verwaltung inzwischen über dem Durchschnitt (11,44 [DGUV, o.J]) und sollte/muss Maßnahmen zwecks der Verhütung der Unfälle einleiten. Der einzige positive Aspekt ist die Fluktuationsquote, welche bei der Verwaltung (3,1%) deutlich unter dem allgemeinen Durchschnitt (13% [Haufe Online Redaktion, 2018]) liegt und unbedingt gehalten werden sollte/muss, da dies eine große Bedeutung für das Unternehmen in Zukunft haben kann, bzw. dies einen besonderen Indikator für den Zusammenhalt sowie die Zufriedenheit darstellt.

In allen Bereichen, ausgenommen Fluktuation, muss unbedingt etwas unternommen werden. Blickt man zusätzlich in die Zukunft, kann bereits jetzt davon ausgegangen werden, dass die Krankenstände, BEM-Fälle und Unfälle bedingt der zunehmenden Altersstrukturen sehr wahrscheinlich weiterhin ansteigen. Ein Anwerben neuer junger Arbeitnehmer ist seitens der Unternehmensleitung ein absolutes „Muss".

Abb.1.: Zusammenfassung Analyse als Fazit

1. Zusammenfassung Analyse als Fazit

Fazit Mitarbeiterbefragung: Die Ergebnisse der MA-Befragung führen tendenziell zu einer negativen Bewertung des Unternehmens. In Bezug auf das Wohlbefinden und die Gesundheit der MA. Dies kann bereits beim Gesundheitszustand deutlich erkannt werden. Lediglich 29% der Beschäftigten beurteilten ihre derzeitige Gesundheit als gut (19%) oder sehr gut (10%), während hingegen 38% der MA angaben, dass diese weniger gut (28%) oder schlecht (10%) sei. Der restliche Teil bewertete den Gesundheitszustand als zufriedenstellend. Bereits hier wird deutlich gezeigt, dass der Arbeitgeber dringend aktiv werden und Maßnahmen zur Besserung einleiten muss. Ein ähnlich schlechtes Ergebnis liefert der WAI-Index mit einer Punktzahl von 31. Die angegebene Zahl ist somit im Bereich der mäßigen Arbeitsfähigkeit einzuordnen und zeigt ein durchaus kritisches Bild bzgl. der Arbeitsbewältigungsfähigkeit der MA, weshalb auch hier Maßnahmen zur Verbesserung eingeleitet werden müssen. Ein guter Ansatzpunkt wäre in diesem Fall „das Haus der Arbeitsfähigkeit", welches u.a. eine nachhaltige und wirksame Handlungshilfe zur Wiederherstellung, aber auch zum Erhalt und zur Förderung der Leistungsfähigkeit darstellt (INQA WAI-Netzwerk, o.J.). Weiterhin ist die eher schlechte Zufriedenheit aufzuführen, welche sich prozentual in 35% zufrieden (davon 4% außerordentlich-, 10% sehr- und 21% ziemlich zufrieden), 37% unzufrieden (davon 4% außerordentlich-, 9% sehr- und 24% ziemlich unzufrieden) und 28% in teils-teils äußert. Dabei liegt die höchste Zufriedenheitsquote im vierten (61%) und der niedrigste Anteil im zweiten Dezernat (27%), wobei die erste Abteilung mit 31% unmittelbar dahinter liegt. Vergleicht man diese Werte mit denen aus einer in 2016 geführten Umfrage zur Zufriedenheit mit dem aktuellen Beruf, sind deutliche Abweichungen zu erkennen. So lag die durchschnittliche Zufriedenheit bei 82% und die mittlere Unzufriedenheit bei 10% (Statista Research Department, 2016). Da andauernde Unzufriedenheit u.a. negative physische und psychische Auswirkungen haben kann (Wild, Fessler, Imboden, 2019), ist eine Lösungsplanung und –einleitung zwingend erforderlich. Die primären Belastungen am Arbeitsplatz liegen im Segment der zu großen Arbeitsmenge/Aufgaben sowie dem ständigen Sitzen. Aber auch der Lärm und die unzureichende Beleuchtung werden als unangenehm bzw. belastend angegeben. Das letzte Thema (soziale Unterstützung) der Befragung unterscheidet sich hinsichtlich der Ergebnisse. Während in den Dezernaten 1 und 2 eine schlechte Bewertung zur Vorgesetztenunterstützung abgegeben wurde, schätzten die Abteilungen 3 sowie 5 diese als durchschnittlich und Einheit 4 als sehr gut ein. Hingegen liegt laut Angaben der Umfrage die Unterstützung unter den Kollegen im mittleren Bereich, wobei auch hier wieder Dezernat 4 mit einer sehr guten Bewertung heraussticht. Dementsprechend muss vor allem im Dezernat 1 und 2 eine Optimierung des Führungsverhaltens erfolgen.

Fazit Gefährdungsbeurteilung: Das Gesamtergebnis der Arbeitsplatzanalyse ergab einen Nohl-Wert von 2,6, wodurch das Verletzungsrisiko am Arbeitsplatz signifikant und damit eine Verringerung der Gefährdungen dringend erforderlich ist. Die höchsten Werte weisen die Dezernate 2 (Nohl-Wert: 3,1) und 3 (Nohl-Wert: 2,9) auf, welche primär Lärm, Zugluft, Beleuchtung und physische Belastungen aufgrund von Zwangshaltungen als Herausforderungen haben. Die Abteilung 1 (Nohl-Wert: 2,4) weist ebenfalls Lärm und Beleuchtung als eine Problematik auf, wobei hier z.T. keine Einstellungsmöglichkeiten der Tische sowie teilweise unzureichende Raumgrößen als weitere Problemfelder vorliegen. Die beiden letzten Dezernate 4 (Nohl-Wert: 2,1) und 5 (Nohl-Wert: 1,9) liegen im grünen bzw. akzeptablen Bereich und weisen nur ein geringes Sicherheits- sowie Gesundheitsrisiko gering auf.

In den Abteilungen 1-3 ist eine Reduzierung des Risikos notwendig, wobei eine erneute Gefährdungsbeurteilung (GBU) nach Abschluss der Sanierungsarbeiten des Hauptgebäudes für die Dezernate 2 sowie 3 erfolgen sollte, um so die Gefährdungen am Arbeitsplatz beurteilen zu können.

Abb.2.: Zusammenfassung Analyse als Fazit

BGM II - Methodenkompetenzen im BGM

- 2 -

2 Ableitung von Handlungsschwerpunkten

2. Ableitung von Handlungsschwerpunkten

1 - Erhöhung der Führungsqualität in Bezug auf „Gesund Führen": Die Führungsebene sowie die einzelnen Vorgesetzten haben einen großen Einfluss auf das Verhalten und die Gesundheit ihrer Beschäftigten. Die wenigsten von ihnen verfolgen jedoch einen gesunden Führungsstil, wobei dieser etliche positive Eigenschaften aufweist, wie u.a. die Verbesserung der Zufriedenheit, des Arbeitsklimas, des Wohlbefindens, der Qualität der Arbeit, aber auch die Reduzierung der Fluktuation, des Fachkräftemangels sowie der Arbeitsintensität (Meyer, Töpsch, 2017, S.6). Hinzukommt, dass eine Erhöhung der Gesundheitskompetenz der Führungskraft für mehr Verständnis bzgl. der Notwendigkeit von Gesundheitsmaßnahmen im Betrieb sowie der Wichtigkeit des Empowerns der Beschäftigten im Bereich Gesundheit sorgt (Franke, Ducki, Felfe, 2015).

Die Ergebnisse der Befragung und der GBU zeigen eindeutig auf, dass sich etwas am Führungsstil ändern und gleichzeitig aktiv gehandelt werden muss. In jeglichen Bereichen gibt es Mängel, welche sich teilweise zu fatalen Folgen entwickeln und somit das Wohlbefinden sowie die Gesundheit der Mitarbeiter erheblich beeinträchtigen können. Vor allem in puncto Unterstützung der Vorgesetzten und Zufriedenheit der Mitarbeiter muss etwas geschehen. Bereits jetzt zeigen sich die Auswirkungen in den hohen Krankenständen (hohe Wahrscheinlichkeit des Absentismus) sowie BEM-Fällen, wodurch die Stärkung der Gesundheitskompetenz der Führungskräfte die höchste Priorität hat.

2 - Förderung der Mitarbeitergesundheit und Arbeitsfähigkeit durch die Stärkung der Gesundheitskompetenz der Beschäftigten: Die Förderung der Gesundheitskompetenz ist ein essentielles Kriterium für den Erhalt sowie die Optimierung der Gesundheit und der Arbeitsfähigkeit. Das Vorgehen liefert neben den bereits genannten Aspekten nicht nur das nötige Know-how zur Bewältigung von körperlichen oder psychischen Belastungen, sondern bewirkt zudem eine Steigerung von Wohlbefinden sowie Zufriedenheit und sorgt gleichfalls im hohen Alter zu einem optimalen Fortführen der Arbeitstätigkeit (INQA, o.J.).

Bedingt des Durchschnittsalters und der Überalterung in den Dezernaten 1 & 2, der teilweisen schlechten bis sehr schlechten Beurteilung des eigenen Gesundheitszustandes, der besonderen Belastung in Bezug auf die Arbeitsmenge sowie dem ständigen Sitzen und schließlich dem schlechten WAI-Index muss ein Empowern der Mitarbeiter stattfinden. Ziel dabei ist es, die einzelnen Beschäftigten und deren individuelles Gesundheitsverhalten positiv zu verändern, um so Risikofaktoren entgegenzuwirken und gleichzeitig die Gesundheit sowie die Leistungsfähigkeit der Mitarbeiter auch noch im hohen Alter zu Erhalten und zu Fördern. Aufgrund dessen erhält dieser Bereich und die Einführung entsprechender Maßnahmen die zweithöchste Priorisierung.

3 - Schaffung gesundheitsförderlicher Arbeitsbedingungen durch die Gestaltung des Arbeitsplatzes: Die Arbeit gesundheitsfördernd zu gestalten zahlt sich durch diverse Vorteile, wie bspw. den Erhalt und die Verbesserung der Leistungsfähigkeit, die Steigerung der Effizienz und Produktivität, der Zufriedenheit, etc., aus. Dabei werden ebenfalls krankheitsbedingte Ausfälle, Überbeanspruchungen, Vertrauensverluste und ein Einfall der Leistungsfähigkeit vermindert, bzw. in einigen Fällen vollständig vermieden (BDP, o.J).

Das Gesamtergebnis der Arbeitsplatzbegehung und deren Analyse ergab ein signifikantes Erkrankungs- und Verletzungsrisiko an der Arbeitsstätte. Die Dezernate 2 und 3 unterlagen bei der Beurteilung den größten Risikofaktoren, weshalb hier eine schnelle Reduzierung der Bedrohungen erforderlich ist. Die restlichen Abteilungen klagen über ein gemeinsames Problem, welches dadurch „in einem Abwasch" bereinigt werden kann. Ebenso gilt es die in der Befragung angegebenen führenden Belastungsquellen mit entsprechenden Maßnahmen zu minimieren. Bedingt der Ergebnisse liegt in puncto Gestaltung des Arbeitsplatzes der dritte Handlungsansatz.

Betriebliches Gesundheitsmanagement I - BGM als Unternehmensstrategie

- 3 -

Abb.3.: Ableitung von Handlungsschwerpunkten

3 Erstellung einer Interventionsplanung zur Vorlage bei der Geschäftsleitung

3.1 Initiale Interventionsmaßnahmen

3.1. Initiale Interventionsmaßnahmen

Titel der Maßnahme: Erfolgsfaktor „Gesundes Führen" – Mit Taktik und System zu einem gesunden Führungsverhalten

Bezug zum Handlungsschwerpunkt: Erhöhung der Führungsqualität in Bezug auf „Gesund Führen"

	Nennung
Zielgruppe/n	Alle Führungskräfte in der Stadtverwaltung
Zielsetzung/en	• Erlernen eines gesundheitsfördernden Führungsstils • Stärkung der Gesundheitskompetenz der Führungskräfte • Bedeutung von Gesundheit aufzeigen und verinnerlichen • Vermittlung eines Verständnisses bzgl. der Notwendigkeit von Gesundheitsmaßnahmen im Betrieb • Vermittlung der Wichtigkeit des Empowerns der Beschäftigten im Bereich Gesundheit
Inhalte verhaltensbezogener Intervention	Fortbildungen, Workshops und Seminare zu den Themen: • Bedeutung, Rollen und Einflussnahme der Führungskräfte gegenüber den Beschäftigten • Sozial- und Gesundheitskommunikation • Gesundheitswissen in Bezug auf Bewegungsgewohnheiten, Ernährung, Stressmanagement & Suchtmittelkonsum • gesundheitsfördernden Rahmenbedingungen und deren Gestaltung an Arbeitsplätzen • Vorgehensweise und Instrumente des betrieblichen Gesundheitsmanagements
Inhalte verhältnisbezogener Intervention	Es wird keine verhältnisbezogene Intervention angewendet
Zeitdauer der Maßnahme	1 Jahre

BGM II - Methodenkompetenzen im BGM

Abb.4.: Initiale Interventionsmaßnahmen

1. Interventionsmaßnahme: Erfolgsfaktor „Gesundes Führen" – Mit Taktik und System zu einem gesunden Führungsverhalten

Manager, Vorgesetze sowie generell berufsbezogen höhergestellte Beschäftigte haben mit ihrem Führungsstil eine direkte oder indirekte Einflussnahme auf die Gesundheit zuzüglich das Verhalten von Mitarbeitern und gleichfalls Einwirkung auf den Arbeitskontext. Diese können mit einem gesundheitsfördernden Führungsverhalten einen entscheidenden Erfolgsfaktor darstellen, welcher neben einer Motivationserhöhung auch zur Verbesserung der Zufriedenheit, des Arbeitsklimas, des Wohlbefindens sowie der Qualität der Arbeit führt (Meyer, Töpsch, 2017, S.6). Gleichzeitig sind Führungskräfte Vorbilder, Unterstützer, Werteträger, Multiplikatoren, Gestalter von Rahmenbedingungen und vor allem Mitmenschen bzw. Kollegen, wodurch klar erkennbar ist, was für eine Bedeutung und Power sie haben. Bedingt dessen sind alle Führungskräfte der Stadtverwaltung als Zielgruppe angesehen.

Die Ergebnisse der durchgeführten Analyse spiegeln bis zum derzeitigen Zeitpunkt ein negatives Bild der Behörde wider. Die einzelnen Zielsetzungen sollen die Führungskräfte daher vor allem auf die Themen Altersstruktur, den bestehenden demografischen Wandel, die Verminderung des Krankenstandes sowie der BEM-Fälle, die Verhütung von Unfällen, die Eindämmung von physischen und psychischen Belastungen sowie die soziale Unterstützung vorbereiten und hinsichtlich deren Kompetenzerweiterung schulen. Dabei spielt nicht nur das eigene Erlernen von Wissen eine Rolle, sondern auch die anschließende Vermittelung an die Beschäftigten.

Die Intervention findet in Form von Fortbildungen, Workshops und Seminaren statt. Wichtig ist hierbei, dass sich diese nur auf die Kompetenzerweiterung rund um das Thema „Gesund führen" beziehen und somit keine direkte verhältnisbezogene Maßnahme angewendet wird. Erst während bzw. nach der Vermittlung des Wissens können von den Führungskräften verhältnisbezogene Interventionen erarbeitet und anschließend umgesetzt werden. Des weiteren ist die Teilnahme an den Veranstaltungen für alle Manager verpflichtend, da es zu einem späteren Zeitpunkt zur bereits aufgeführten Erarbeitung und Umsetzung der Verhältnisprävention kommen soll. Die einzelnen Fortbildungen, Seminare und Workshops finden zu Beginn der Intervention ein Mal wöchentlich statt, da hier eine Etablierung der wesentlichen Grundlagen zum Thema „Gesundes Führen" in den Köpfen erfolgen soll. Nach zwölf Veranstaltungen, was drei Monaten entspricht, ändert sich das Intervall, so dass diese nur noch alle zwei Wochen durchgeführt werden. Sobald vier weitere Monate verstrichen sind, wird der Zeitraum nochmals, auf eine Teilnahme pro Monat, geändert. Dies wird dann die restlichen fünf Monate bis zur Beendigung der Maßnahme beibehalten. Um das Wissen zu verinnerlichen und später optimal anwenden zu können, werden die Fortbildungen, Seminare und Workshops so gestaltet, dass eine Mischung aus Zuhören und aktive Selbsterarbeitung erfolgt. Nach Abschluss der Intervention können die Führungskräfte das erlangte Wissen an die Beschäftigten weitervermitteln, deren Gesundheitskompetenzen stärken, gesundheitsfördernde Arbeitsbedingungen schaffen, Arbeitsprozesse effektiver und effizienter organisieren, bessere soziale Unterstützung gewährleisten, Belastungen der Mitarbeiter reduzieren und somit jegliche Ergebnisse der Analyse verbessern.

Ein Jahr ist für die Durchführung dieser Maßnahme mit der bereits genannten Aufteilung der Zeitabschnitte (drei Monate, vier Monate und fünf Monate) optimal geeignet.

3.1. Initiale Interventionsmaßnahmen

Titel der Maßnahme: Nur Gesund läufts rund! – Mit Spaß und Wissen zur optimalen Gesundheit

Bezug zum Handlungsschwerpunkt: Förderung der Mitarbeitergesundheit und Arbeitsfähigkeit durch die Stärkung der Gesundheitskompetenz der Beschäftigten

	Nennung
Zielgruppe/n	Alle Beschäftigten der Stadtverwaltung
Zielsetzung/en	• Vermittlung des nötigen Know-Hows zur Bewältigung von körperlichen und psychischen Belastungen • Bedeutung von Gesundheit aufzeigen und verinnerlichen • Gesundheitskompetenz im Beruf und am Arbeitsplatz fördern • Gesundheitskompetenz in Bezug auf Bewegungsgewohnheiten, Ernährung, Stressmanagement & Suchtmittelkonsum erhöhen • Gesundheitskompetenz im Bereich Arbeitsbewältigung verbessern
Inhalte verhaltensbezogener Intervention	Fortbildungen, Workshops und Seminare zu den Themen: • Bewältigung von körperlichen und psychischen Belastungen • Arbeitsplatzgestaltung • Gesundheitswissen in Bezug auf Bewegungsgewohnheiten, Ernährung, Stressmanagement & Suchtmittelkonsum • Arbeitsbewältigung
Inhalte verhältnisbezogener Intervention	Es wird keine verhältnisbezogene Intervention angewendet
Zeitdauer der Maßnahme	1 Jahre

BGM II - Methodenkompetenzen im BGM

Abb.5.: Initiale Interventionsmaßnahmen

2. Interventionsmaßnahme: Nur Gesund läufts rund! – Mit Spaß und Wissen zur optimalen Gesundheit

Sowohl die Ergebnisse der Befragungen, als auch die bereits bestehenden und noch zukünftig folgenden Auswirkungen des demografischen Wandels sowie die immer mehr zunehmende Flexibilisierung der Arbeitsaufgaben machen es erforderlich, dass alle Mitarbeiter, besonders ältere Beschäftigte, dabei unterstützt werden agil, leistungsfähig und vor allem gesund zu bleiben. Hinzukommt, dass vollständig arbeitsfähige Mitarbeiter einen hohen Mehrwert für Unternehmen darstellen, weshalb es gilt die Beschäftigten und deren Gesundheitskompetenz zu stärken.

Die Zielsetzungen wurden entsprechend so gewählt, dass die Angestellten nach Beendigung der Intervention ein verbessertes sowie gesundheitsbewusstes Verhalten an den Tag legen und gleichzeitig mit dem neuen Wissen präventiv Erkrankungen, Belastungen und Unfälle angehen können. Des Weiteren waren der schlechte WAI-Index, der hohe Kranken- und Unfallstand ausschlaggebende Faktoren für die dringende Stärkung der Gesundheitskompetenz. Da kein Mitarbeiter zur Teilnahme gezwungen werden darf, dennoch die Zielsetzungen erreicht werden sollen, besteht die Möglichkeit während der Arbeitszeit an den verschiedenen Fortbildungen, Workshops und Seminaren teilzunehmen.

Die verhaltensbezogene Intervention deckt alle Handlungsfelder der individuellen Verhaltensprävention ab, welche im Leitfaden Prävention vorzufinden sind. Um die einzelnen Themen verständlich und möglichst effektiv zu vermitteln, finden die Angebote wöchentlich in kleineren Gruppen statt. Dabei wird zum Einen auf einen aktiven Austausch untereinander und zum Anderen auf die Einbringung eigener Erfahrungen geachtet. Nach den themenspezifischen Workshops (außerhalb der Arbeitszeit) können die Mitarbeiter in einer persönlichen Einzelberatung an Ernährungs- und Gesundheitsberatungen sowie medizinischen Check-Ups teilnehmen. Dies hat den Hintergrund, dass ein stärkeres Bewusstsein für Gesundheit entwickelt werden und gleichfalls eine zusätzliche Kompetenzerweiterung erfolgen soll. Ein weiterer Grund für die Aufstellung der Inhalte ist der externe Dienstleister, welcher kostenfrei eine Fachkraft für Arbeitssicherheit, einen Betriebsarzt, Physiotherapeuten, Psychologen und Ernährungscoach stellt.

Bei der Intervention handelt es sich wie bei der Maßnahme „*Erfolgsfaktor „Gesundes Führen" – Mit Taktik und System zu einem gesunden Führungsverhalten"* um eine rein verhaltensbezogene Intervention, da es sich nur auf die Vermittlung von Wissen bezieht und keine Änderungen der Verhältnisse erfolgen. Nach Beedigung des Projektes kann das erlangte Verständnis jedoch dafür sorgen bzw. so eingesetzt werden, dass Änderungen am Arbeitsplatz entstehen.

Die Zeitdauer beträgt ein Jahr, kann bei Bedarf aber verlängert werden. In diesem Zeitraum kann eine Stärkung der Gesundheitskompetenz detailliert und intensiv durchgeführt werden.

3.2 Projekt- und Ressourcenplanung

Der Projekt- und Ressourcenplan gilt für beide Interventionen.

3.2. Projekt- und Ressourcenplanung

	Zuständigkeit / beauftragte Person	Kostenposition (intern/extern/kostenfrei)
Bekanntgabe des Projektes bei gleichzeitiger Sensibilisierung der Führungskräfte sowie der Beschäftigten zur Teilnahme	Oberbürgermeister	Interne Kosten: • Bereitstellung von Materialien und Räumlichkeiten • Freistellungskosten für Beschäftigte zur Teilnahme am Arbeitskreis Gesundheit, an Workshops, Fortbildungen, Seminaren und an Durchführung von Praxismaßnahmen während der Arbeitszeit
Leitung und Durchführung des Projektes	Externer BGM-Dienstleister (stellt Betriebsarzt, Fachkraft für Arbeitssicherheit, Physiotherapeuten, Psychologen und Ernährungscoach)	
Beschluss der Vorgehensweise + Freigabe von Budget und Maßnahmen	Arbeitskreis Gesundheit (AKG) (bestehend aus Oberbürgermeister, Vertreter der Personalabteilung sowie des Arbeitsschutzes, Betriebsrat, Berater der Krankenkasse, externer BGM-Dienstleister samt gestellten Betriebsarzt und Fachkraft für Arbeitssicherheit)	Externe Kosten: • Bezahlung des externen BGM-Anbieters • Externer Dienstleister für Führungsprogram • Einplanung von eventuellen Folgekosten (können durch Ergebnisse des Projektes entstehen)
Einbringung von fachlichem Know-how	Betriebsarzt, Fachkraft für Arbeitssicherheit, Physiotherapeut, Psychologen und Ernährungscoach, Berater der Krankenkasse	
Unterstützung bei Analyse und Interventionen	Betriebsarzt, Fachkraft für Arbeitssicherheit, Berater der Krankenkasse	
Schnittstelle zu den Beschäftigten	Betriebsrat	Kostenfrei: • Berater der Krankenkasse • Betriebsarzt, Fachkraft für Arbeitssicherheit, Physiotherapeut, Psychologen, Ernährungscoach
Durchführung: Erfolgsfaktor „Gesundes Führen" – Mit Taktik und System zu einem gesunden Führungsverhalten	Externer Dienstleister	
Durchführung: Nur Gesund läufts rund! – Mit Spaß und Wissen zur optimalen Gesundheit	Fachkraft für Arbeitssicherheit, Physiotherapeut, Psychologen, Ernährungscoach	

Abb.6.: Projekt- und Ressourcenplanung

BGM II - Methodenkompetenz im BGM

3.2. Projekt- und Ressourcenplanung

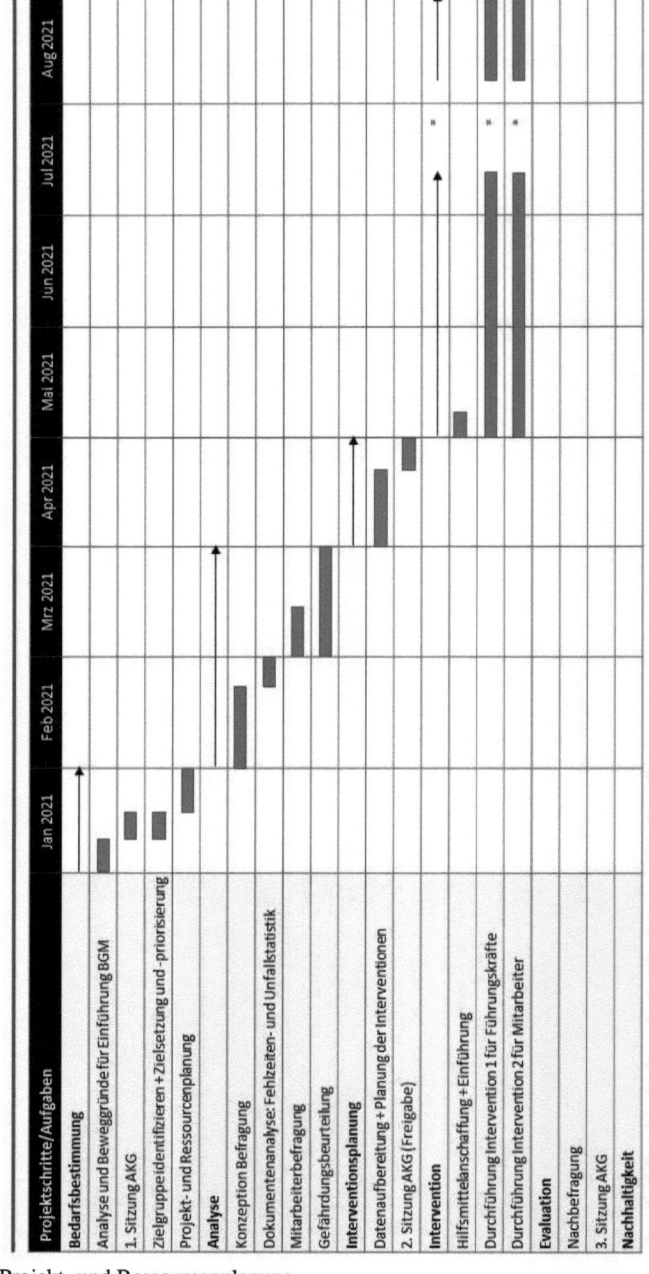

Projektschritte/Aufgaben	Jan 2021	Feb 2021	Mrz 2021	Apr 2021	Mai 2021	Jun 2021	Jul 2021	Aug 2021
Bedarfsbestimmung								
Analyse und Beweggründe für Einführung BGM	▉							
1. Sitzung AKG	▉							
Zielgruppe identifizieren + Zielsetzung und -priorisierung	▉							
Projekt- und Ressourcenplanung	▉							
Analyse								
Konzeption Befragung		▉						
Dokumentenanalyse: Fehlzeiten- und Unfallstatistik		▉						
Mitarbeiterbefragung			▉					
Gefährdungsbeurteilung			▉					
Interventionsplanung								
Datenaufbereitung + Planung der Interventionen				▉				
2. Sitzung AKG (Freigabe)				▉				
Intervention								
Hilfsmittelanschaffung + Einführung					▉			
Durchführung Intervention 1 für Führungskräfte							▉*	▉
Durchführung Intervention 2 für Mitarbeiter							▉*	▉
Evaluation								
Nachbefragung								
3. Sitzung AKG								
Nachhaltigkeit								

* Großteil der Belegschaft im Urlaub, daher kurze Unterbrechung der Intervention

BGM II – Methodenkompetenzen im BGM

- 7 -

Abb.7.: Projekt- und Ressourcenplanung

13/20

3.2. Projekt- und Ressourcenplanung

Projektschritte/Aufgaben	Sep 2021	Okt 2021	Nov 2021	Dez 2021	Jan 2022	Feb 2022	Mrz 2022	Apr 2022	Mai 2022
Bedarfsbestimmung									
Analyse und Beweggründe für Einführung BGM									
1. Sitzung AKG									
Zielgruppe identifizieren + Zielsetzung und -priorisierung									
Projekt- und Ressourcenplanung									
Analyse									
Konzeption Befragung									
Dokumentenanalyse: Fehlzeiten- und Unfallstatistik									
Mitarbeiterbefragung									
Gefährdungsbeurteilung									
Interventionsplanung									
Datenaufbereitung + Planung der Interventionen									
2. Sitzung AKG (Freigabe)									
Intervention									
Hilfsmittelanschaffung + Einführung									
Durchführung Intervention 1 für Führungskräfte				▓	*	▓	▓	▓	
Durchführung Intervention 2 für Mitarbeiter				▓	*	▓	▓	▓	
Evaluation									
Nachbefragung									▓
3. Sitzung AKG									
Nachhaltigkeit									

* Großteil der Belegschaft im Urlaub, daher kurze Unterbrechung der Intervention

BGM II - Methodenkompetenzen im BGM

Abb.8.: Projekt- und Ressourcenplanung

4 Diskussion und Probleme der Evaluation

4. Diskussion und Probleme der Evaluation

Kurzinfo zur Evaluation: Der Begriff Evaluation ist sehr komplex und besitzt mitunter diverse Definitionen. Eine Evaluierung im Bereich des BGM kann bspw. Informationen darüber liefern, inwiefern durchgeführte Interventionen die im Vorfeld festgelegten Ziele erreicht haben. Aber auch die Art und Weise, wie die einzelnen Interventionen umgesetzt wurden sowie das letztlich entstehende Kosten-Nutzen-Verhältnis können durch die Informationssammlung evaluiert werden (Naidoo, Wills, 2010, S. 454). Genau gesagt, liegen drei Ansätze vor. Der erste Ansatz ist die Strukturevaluation, bei welcher es um die Erfassung der strukturellen Verankerung in der Aufbau- und Ablauforganisation geht. Die Prozessevaluation bildet den zweiten Ansatz mit der Intention die Durchführung der Interventionen zu verfolgen. Der dritte und letzte Ansatz stellt die Ergebnisevaluation dar, welche nach Beendigung der Maßnahme stattfindet und deren Qualität zuzüglich Wirkung beurteilt (Wetzstein, 2016).

Projektbezogene Möglichkeiten der Prozess-/Ergebnisevaluation

Prozessevaluation: Messung der Akzeptanz via Fragebogen: Diese Evaluationsform kann bereits während der Durchführung der Maßnahmen erfolgen und liefert wichtige Hinweise zur Akzeptanz eines Projektes. Mit der Verwendung dieser methodischen Vorgehensweise besteht die Möglichkeit einer Evaluierung des BGM-Projekts der Stadtverwaltung in Bezug auf die Akzeptanz der beiden Interventionen.

Ergebnisevaluation: Vorher-Nachher-Messung via Fragebogen: Die Vorher-Nachher-Messung via Fragebogen ist ein Instrument zur Erfassung von möglichen entstandenen Effekten. Diese beläuft sich auf eine subjektive Einschätzung und erfolgt während der Analysephase und nach Abschluss der Intervention. Für das BGM-Projekt ist dieses Verfahren eine gute Möglichkeit der Evaluation, da es sowohl für die Befragung der Führungskräfte, als auch für die Mitarbeiter genutzt werden kann.

Ergebnisevaluation: Return of Investment (ROI): Der ROI beschreibt das Verhältnis zwischen den eingesetzten Kosten und dem Gewinn (Kosten-Nutzen-Verhältnis). Im Fall der Stadtverwaltung kann das für das Projekt genutzte Kapital ins Verhältnis zu den Ersparnissen, die durch einen geringeren Krankenstand, Unfallgeschehen oder BEM-Fälle resultieren, gesetzt werden.

Probleme im Zusammenhang mit der Evaluation

Mitarbeiterbefragung:

- subjektive Einschätzung → Ergebnis kann von privaten und betrieblichen Faktoren/Situationen beeinflusst werden
- freiwillige Teilnahme
- Beachtung der Regelung des Datenschutzes
- Misstrauen bzgl. Angaben zur Gesundheit/Person + Bewahrung der Anonymität

Zeitpunkt der Evaluation:

- Zeitpunkt unmittelbar nach der Beendigung der Intervention → dann besteht die Möglichkeit, dass keine Effekte zu erkennen sind
- Zeitpunkt langfristig angesetzt → dann besteht die Möglichkeit, dass die ständig ändernden Umweltbedingungen und Settings Einfluss auf das Ergebnis genommen haben → erzielten Effekte können nicht mehr allein der gesundheitsfördernden Maßnahmen zugeschrieben werden

Abb.9.: Diskussion und Probleme der Evaluation

Mitarbeiterbefragung:

Die Mitarbeiterbefragung ist ein aussagekräftiges Analysetool, welches nicht nur Potenziale, Wünsche, Anregungen, Chancen und Risiken der Beschäftigten offenlegt, sondern auch einen ausführlichen Einblick in die verschiedenen Arbeitsprozesse innerhalb eines Betriebes liefert. Aufgrund der jeweiligen entstandenen Ergebnisse besteht die Möglichkeit die bis dato nicht genutzten Potenziale freizulegen und frühzeitig Fehlentwicklungen zu erkennen. Dabei unterscheidet man sowohl in die qualitative, als auch die quantitative Methode, wobei diese entweder separat oder in Kombination durchgeführt werden können (Riesenbeck, 2019). Neben der Befragung im Vorfeld, dient das Instrument der langfristigen Erfolgsmessung bzw. der Ergebnisevalution (Gieringer, 2019).

Wie bereits beschrieben, ist die Mitarbeiterbefragung ein wirksames und wichtiges Instrument im Bereich der Analyse und Evaluation. Trotzdessen gibt es bei dem Verfahren einige Probleme, wie u.a. die subjektive Einschätzung (Rundnagel, 2017, S. 1-2). Somit kann eine betriebliche oder private Situation, wie bspw. eine finanzielle Veränderung oder der Tod eines Familienmitgliedes, einige Faktoren bzw. Antworten im Fragebogen negativ beeinflussen, sofern das Ereignis zeitlich unmittelbar zur Befragung bekannt wird. Hinzukommt, dass die Befragung auf freiweilliger Basis stattfindet und die einzelnen Beschäftigen nicht zu Teilnahme gezwungen werden dürfen. Bedingt dieses Aspektes kann es im schlimmsten Fall zur einer Teilnahmequote von unter 10% kommen. Eine weitere Problematik stellt der Datenschutz samt dessen Regelungen dar (Ressortarbeitskreis Gesundheitsmanagement, 2015, S. 18-19). Sofern es zu einem Verstoß der Richtlinien kommt, kann die betroffene Person Anklage einreichen, wodurch das Unternehmen im schlimmsten Fall eine hohe finanzielle Aufwendung zu entrichten hat. Ergänzend dazu können Bußgelder von Behörden verhängt werden. Das letzte Problem behandelt die Thematik Misstrauen im Zusammenhang mit den Angaben zur eigenen Gesundheit und Person, bei gleichzeitiger Missachtung der Anonymität (Rundnagel, 2017, S. 2). Vor allem bei diesem Punkt kann es schnell zu Auseinandersetzungen mit den betroffenen Personen, eventuell sogar zu Kündigungen führen, da eine Offenlegung der sensiblen Daten in einigen Fällen unangenehme Gespräche, aber auch negative Situationen mit sich bringt.

Trotz der Vielseitigkeit der Problematiken können bereits im Vorfeld Maßnahmen zur Vermeidung eingeleitet und durchgeführt werden. Darunter zählt u.a. eine Grundsatzerklärung der Geschäftsführung zum Hintergrund und Zweck der Befragung samt Beilegen einer Datennschutzerklärung gegenüber den Beschäftigten (Ressortarbeitskreis Gesundheitsmanagement, 2015, S. 12). Desweiteren kann eine Beseitigung von Misstrauen durch eine hohe Transparenz sowie umfangreiche und frühzeitige Informationen erreicht werden. Zur Bewahrung der Anonymität können zum Beispiel Fragebögen, Anschreiben, Datenschutzerklärung und Kontaktinformationen in einen Umschlag, welcher gleichfalls als Rückumschlag dient, getan werden, welcher nach Beendigung der Befragung in einer verschließbare Box mit Einwurfmöglichkeit landet. Eine andere Möglichkeit ist die Befragung durch einen externen Anbieter wie bspw. eine Krankenkasse oder Dienstleister (Ressortarbeitskreis Gesundheitsmanagement, 2015, S. 18-19). Der letzte Aspekt betrifft den Erfolg des Instruments, welcher durch eine schnelle Bearbeitung, einfache und verständliche Formulierung, Gewährleistung der Anonymität, Sinn- und Zweckhaftigkeit sowie unkomplizierte Handhabung gesteigert werden kann.

Wie man sieht, kann die Durchführung einiger Maßnahmen dafür sorgen, dass die Befragungen doch vom Erfolg gekrönt sind. Wichtig ist jedoch, dass man sich an die Vorgaben hält und möglichst genau im Vorfeld plant.

Zeitpunkt der Evaluation:

Ob und wann eine Evaluation stattfinden soll, ist jedes Mal eine neue Herausforderung. Normalerweise gibt es bei der Prozessevaluation kaum Probleme bzgl. des Zeitpunktes, da hier oftmals Befragungen zur Akzeptanz und Zufriedenheit der Maßnahme während der Interventionsumsetzung erfolgen (Naidoo, Wills, 2010, S. 461-462). Ganz anders sieht es bei der Ergebnissevaluation aus. Wird der Zeitpunkt der Evaluierung unmittelbar nach der Beendigung der Intervention gelegt, so kann es dazu kommen, dass keine signifikaten Effekte zu erkennen sind. Legt man den Evaluationszeitpunkt jedoch langfristig an, dann können die sich ständig ändernden Umweltbedingungen und Settings Einfluss auf das Ergbniss nehmen. In diesem Fall können erzielte Effekte nicht mehr allein der gesundheitsförderlichen Maßnahmen zugeschrieben werden, da auch andere Variablen dafür verantwortlich sein könnten. Anders kann bspw. ein Virus dafür sorgen, dass zum Datum der Bewertung ein Großteil der Beschäftigten nicht vor Ort bzw. krank ist. Somit wäre das Ergebnis verfälscht und könnte nicht genutzt sowie ins Verhältnis mit der Maßnahme gesetzt werden (Naidoo, Wills, 2010, S. 462-464; S. 474-475).

Um den genannten Punkten möglichst gut entgegenzuwirken, kommt nur eine permanente Überwachung bzw. zu verschiedenen Zeitpunkten wiederholte Evaluation in Betracht, auch wenn diese viel Zeit in Aspruch nehmen (Naidoo, Wills, 2010, S. 474).

Wie man sehen kann, stellt der Zeitpunkt der Evaluierung eine große Herausforderung dar, welcher man dennoch gegenüber treten muss.

5 Literaturverzeichnis

Berufsverband Deutscher Psychologinnen und Psychologen (BDP). (o.J.) *Gesunde Ar beitsbedingungen - Was Unternehmen tun können*. Berufsverband Deutscher Psy chologinnen und Psychologen e. V..

Deutsche Gesetzliche Unfallversicherung Spitzenverband (DGUV). (o.J.). *Meldepflich tige Arbeitsunfälle je 1.000 Vollarbeiter nach Bereich und Berufsgenossenschaft*. Deutsche Gesetzliche Unfallversicherung e.V.

Franke, F., Ducki, A., Felfe, J. (2015). *Gesundheitsförderliche Führung. In J. Felfe (Hrsg.). Trends in der psychologischen Führungsforschung*. Göttingen: Hogrefe. S. 253-264.

Gieringer, S. (2019). *Mitarbeiterbefragung im BGM - ein wertvolles Analyseinstrument*. Haufe.

Haufe Online Redaktion. (2018). *Mitarbeiterfluktuation in Deutschland*. Haufe.

Initiative Neue Qualität der Arbeit (INQA). (o.J.) *Gesundheitskompetenz in Unternehmen gestalten und umsetzen*. REWE Group Gesundheitsmanagement.

INQA WAI-Netzwerk. (o.J.). *Was ist der Work Ability Index (WAI)?*. Institut für Arbeits fähigkeit GmbH.

Meyer, A., Töpsch, K. (2017). *Gesund und motivierend führen - Wie Führungskräfte ihr Team und sich selbst stärken*. Berufsgenossenschaft für Gesundheitsdienst und Wohlfahrtspflege, Hamburg.

Naidoo, J.; Wills,J. (2010). *Lehrbuch der Gesundheitsförderung. überarbeitete, aktuali sierte und durch Beiträge zum Entwicklungsstand in Deutschland erweiterte Auf lage*. Bundeszentrale für gesundheitliche Aufklärung. Köln.

Ressortarbeitskreis Gesundheitsmanagement. (2015). *Rahmenkonzept zur Weiterentwicklung des Betrieblichen Gesundheitsmanagements (BGM) in der Bundesverwaltung Schwerpunktpapier Analyse im BGM*. Bundesministe rium des Innern. Berlin.

Riesenbeck, J. (2019). *Mitarbeiterbefragung im BGM*. Rehbein Akademie GmbH.

Rundnagel, R. (2017). *Mitarbeiterbefragungen zu Arbeitsbelastungen und Gesundheits beschwerden*. Beratungsbüro für Arbeitsgestaltung und Gesundheitsmanage ment.

Statista Research Department. (2016). *Wie zufrieden sind Sie mit Ihrem aktuellen Beruf?*. Statista.

Statista Research Department. (2021). *Monatlicher Krankenstand in der gesetzlichen Krankenversicherung nach Geschlecht 2021.* Statista.

Wetzstein, A. (2016). *Betriebliches Gesundheitsmanagement. Konzepte, Maßnahmen, Evaluation.* Springer Fachmedien. Wiesbaden. S. 371.

Wild, C.; Fessler, D.; Imboden, C.. (2019). *Die Auswirkungen von Unzufriedenheit am Arbeitsplatz.* KMU-Magazin.

6 Abbildungsverzeichnis

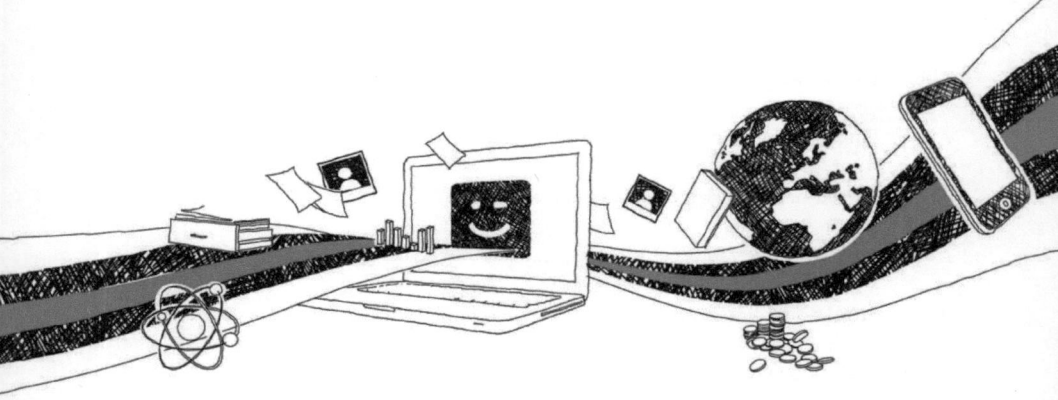
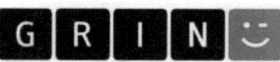